BEI GRIN MACHT SICH IHR
WISSEN BEZAHLT

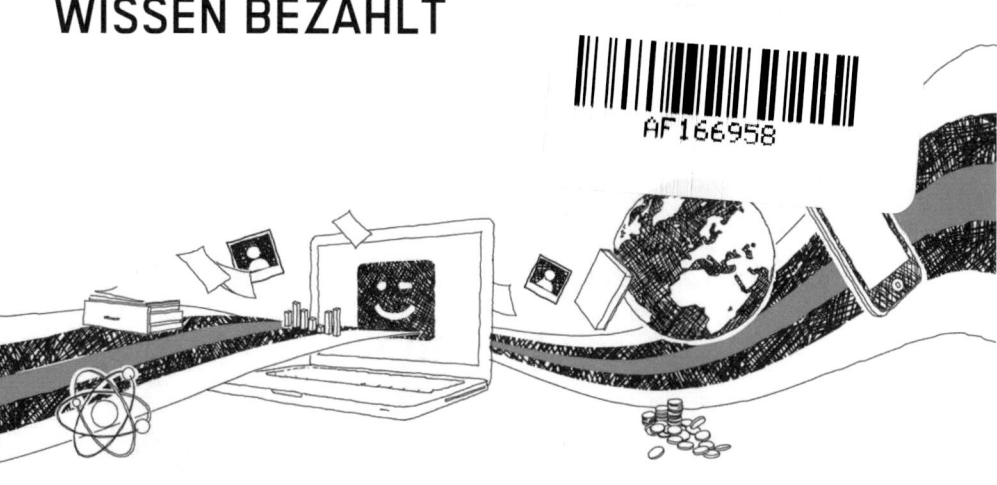

AF166958

- - Wir veröffentlichen Ihre Hausarbeit,
  Bachelor- und Masterarbeit

- - Ihr eigenes eBook und Buch -
  weltweit in allen wichtigen Shops

- - Verdienen Sie an jedem Verkauf

Jetzt bei www.GRIN.com hochladen
und kostenlos publizieren

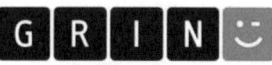

Hausarztzentrierte Versorgung und gesetzliche Krankenversicherungen im ambulanten und stationären Bereich

Effektivere Zusammenarbeit der Stakeholder und Auswirkungen auf die Versorgungsqualität

Markus Kasper

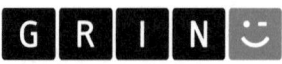

Bibliografische Information der Deutschen Nationalbibliothek:

Die Deutsche Nationalbibliothek verzeichnet diese Publikation in der Deutschen Nationalbibliografie; detaillierte bibliografische Daten sind im Internet über http://dnb.d-nb.de abrufbar.

ISBN: 9783346202093
Dieses Buch ist auch als E-Book erhältlich.

Druck und Bindung: Books on Demand GmbH, Norderstedt Germany
Gedruckt auf säurefreiem Papier aus verantwortungsvollen Quellen

Das vorliegende Werk wurde sorgfältig erarbeitet. Dennoch übernehmen Autoren und Verlag für die Richtigkeit von Angaben, Hinweisen, Links und Ratschlägen sowie eventuelle Druckfehler keine Haftung.

Das Buch bei GRIN: https://www.grin.com/document/903212

Hochschule Fresenius

Fachbereich onlineplus

Studiengang: Management im Gesundheitswesen

Hausarbeit

Anheben der Versorgungsqualität durch hausarzt- zentrierte Versorgung im Hinblick auf ihre Effizienz im Bereich der gesetzlichen Krankenversicherung

Markus Kasper

Modul 112: Stakeholdermanagement

Inhaltsverzeichnis

Abkürzungsverzeichnis

Allgemeine Ortskrankenkasse (AOK)

Disease Management Programm (DMP)

Gesetzliche Krankenversicherung (GKV)

Hausarztzentrierte Versorgung (HzV)

Kassenärztliche Vereinigung (KV)

Medizinisches Versorgungszentrum (MVZ)

Sozialgesetzbuch (SGB)

Versorgungsassistentin in der Hausarztpraxis (VERAH)

1 Einleitung

Im Hinblick auf das steigende Alter der Bevölkerung in Deutschland und der damit erhöhten Morbidität sowie gesundheitlicher Chronizität und Komplexität steigt der Versorgungsbedarf der Erkrankten in Deutschland zunehmend an. Als Folge hieraus resultiert auch eine erhöhte Medikamentenverschreibung mit der Folge häufiger Polymedikation. Dies hat zudem zur Folge, dass vermehrt ärztliche und medizinische Leistungen in Anspruch genommen werden. Dadurch wird ein Großteil der Kosten in der gesetzlichen Krankenversicherung (GKV) von chronisch kranken Patienten verursacht. Die Komplexität in der Behandlung dieser Erkrankten stellt die Frage nach einem ärztlichen Koordinator (Lübeck, Beyer & Gerlach, 2015, S. 360; SVR, 2018, S. 436-440). Der Gesetzgeber hat daraufhin mit neuen Versorgungsformen, wie der hausarztzentrierten Versorgung (HzV), der integrierten Versorgung, der Teilnahme an Disease-Management-Programmen (DMP) oder der Einführung von Medizinischen Versorgungszentren (MVZ) reagiert (Roski, 2009, S. 170-171). Die Umsetzung des Hausarztprinzips allein, wurde allgemein als unzureichend bewertet. Deshalb wurde 2007 die HzV mit § 73b im Sozialgesetzbuch (SGB) V eingeführt, um dem hausärztlichen Ansatz stärker Rechnung zu tragen. Zu den wesentlichen Aspekten dieser Regelung gehörte die Verpflichtung für alle Krankenkassen, HzV-Verträge abzuschließen. Zudem wurden zusätzliche Qualitätsanforderungen für die Hausärzte zur Voraussetzung. Dafür sollte eine höhere Vergütung für die teilnehmenden Hausärzte als Anreiz dienen (Nagel, Neukirch, Schmid & Schulte, 2017).

Im Rahmen dieser Hausarbeit soll zum Thema der HzV folgende Forschungsfrage untersucht werden: Kann es durch die HzV zu einer effektiveren Zusammenarbeit der Stakeholder im ambulanten und stationären Bereich kommen und wird dadurch die Qualität der Versorgung angehoben?

Mit Hilfe der Suchmaschinen Google Scholar und der digitalen Bibliothek von studynet onlineplus wurde nach geeigneter Literatur gesucht. Hierbei wurde vornehmlich nach den Suchbegriffen ambulanter und stationärer Sektor, Stakeholder im Gesundheitswesen, Hausarztzentrierte Versorgung, integrierte Versorgungsformen und Versorgungsmanagement recherchiert.

Im ersten Teil dieser Arbeit wird zunächst der Status Quo der ambulanten und stationären Versorgungsstruktur in Deutschland erläutert. Im zweiten Teil werden in Abgrenzung zur freien Arztwahl die Ziele und Inhalte einer HzV am Beispiel eines Hausarztvertrages der Allgemeinen Ortskrankenkasse (AOK) Rheinland/Hamburg vorgestellt. Im Anschluss wird näher beleuchtet, welche Bedeutung und Auswirkungen die Einführung einer HzV im Hinblick auf die Effizienz in ihrer Versorgung hat. Abschließend werden in einem Fazit die Ergebnisse dieser Arbeit zusammengefasst.

2 Die medizinische Versorgungsstruktur

Die Versorgungsstruktur zur Behandlung der Erkrankten in Deutschland erfolgt sowohl für gesetzlich als auch privat versicherte Personen in der Primärversorgung durch eine hausärztliche und fachärztliche Versorgung. Ein wesentliches Merkmal der Leistungserbringung im deutschen Gesundheitssystem ist zudem die strikte Trennung des ambulanten Sektors von der stationären Behandlung im Krankenhaus und dem öffentlichen Gesundheitsdienst (Busse, Blümel & Spranger, 2017, S. 185). Während der öffentliche Gesundheitsdienst im Rahmen dieser Hausarbeit nicht Thema ist, wird im nächsten Kapitel zunächst die ambulante und im Anschluss die stationäre Versorgung vorgestellt.

2.1 Ambulante Versorgung

In Deutschland erfolgt die ambulante Versorgung der gesetzlich Krankenversicherten in der Regel von Vertragsärzten. Dabei wird insbesondere in die Bereiche der ambulanten hausärztlichen Versorgung, der ambulanten fachärztlichen Versorgung und der spezialfachärztlichen Versorgung nach § 116b SGB V sowie der zahnärztlichen Versorgung unterschieden (Preusker, 2016, S. 5). Auf die zahnärztliche Versorgung wird hier jedoch nicht näher eingegangen.

Für die Behandlung im ambulanten Sektor ist für die Zulassung zur vertragsärztlichen Versorgung, eine sogenannte „Kassenzulassung", erforderlich. Diese werden von den Kassenärztlichen Vereinigungen (KV) erteilt. Bei der KV handelt es sich um einen paritätisch besetzten Zulassungsausschuss mit Vertretern aus den Krankenkassen und den Vertragsärzten. Aufgabe der KV ist u.a. die Sicherstellung der vertragsärztlichen Versorgung der Versicherten aber auch die Gewährleistung gegenüber den Krankenkassen, dass diese Art der Versorgung den gesetzlichen und vertraglichen Erfordernissen entspricht. Zudem nimmt die KV die Interessenvertretung der Vertragsärzte gegenüber den Krankenkassen wahr. Für die Zulassung als Vertragsarzt ist es erforderlich, dass der Arzt im Arztregister eingetragen ist und als weitere Voraussetzung die Approbation als Arzt und einen Abschluss als Allgemeinmediziner oder Facharzt besitzt. Zudem sollten ein bestimmtes Lebensalter (i. d. R. unter 55) und die persönliche Eignung erfüllt sein (Nagel, 2013, S. 123-133).

Etwa 43% der Vertragsärzte sind als Hausärzte tätig. Die überwiegende Zahl der Organisationsform ist hier die Einzelpraxis, wobei die Anzahl der Gemeinschaftspraxen und der seit 2004 eingeführten Medizinischen Versorgungszentren (MVZ) inzwischen einen Trendwechsel aufzeigen (Busse et al, 2017, S. 194-196).

Die fachärztliche Versorgung soll nach Möglichkeit nur auf Überweisung der Hausärzte erfolgen. Als Facharzt wird Personal mit abgeschlossener Weiterbildung und absolvierter Facharztprüfung in der Ärzteschaft bezeichnet (Preusker, 2016, S. 27). Mit Einführung der Versichertenkarte war es den Erkrankten jedoch möglich im Rahmen ihrer grundsätzlich freien Arztwahl vermehrt Fachärzte direkt in Anspruch zu nehmen. Weiterhin haben chronisch Kranke wegen des nicht ausreichenden Wissenstandes der Hausärzte hiervon Gebrauch gemacht (Borgetto & Kälble, 2007, S. 95-97).

Mit dem GKV-Versorgungsstrukturgesetz wurde Anfang 2012 die ambulante spezialfachärztliche Behandlung zur Versorgung hochspezialisierter Leistungen und Behandlung seltener Erkrankungen im Krankenhaus eingeführt. Hierzu zählen z.b. AIDS, Multiple Sklerose, Epilepsie oder Krebserkrankungen (Simon, 2017, S. 231). Die Versorgung umfasst dabei die Diagnostik und Behandlung durch ein interdisziplinäres Team. Dieses verfügt über besondere medizinische Kenntnisse und hält hohe Anforderungen an die Strukturqualität der baulichen, apparativtechnischen oder hygienischen Versorgung vor. Für diese Form der ambulanten Versorgung wird eine Überweisung durch einen Vertragsarzt vorausgesetzt. Dies zählt jedoch nicht für eine Zuweisung aus dem stationären Bereich (Preusker, 2016, S. 3-5). Wie sich dieser Sektor darstellt wird im nächsten Abschnitt vorgestellt.

2.2 Stationäre Versorgung

Im Rahmen der stationären Versorgung werden zunächst Krankenhäuser und Rehabilitationskliniken unterschieden. In der GKV werden besondere Anforderungen an die Krankenhäuser gestellt, wenn diese zur Versorgung zugelassen werden sollen. Die Voraussetzungen hierzu werden im § 107 Abs. 1 SGB V aufgeführt. Dazu zählen u.a. Einrichtungen, die fachlich-medizinisch unter ständiger ärztlicher Leitung stehen und über ausreichende diagnostische und therapeutische Möglichkeiten verfügen. Zudem muss das Personal durch ärztliche und pflegerische Hilfe Krankheiten erkennen, heilen und ihre Verschlimmerung verhindern sowie Krankheitsbeschwerden lindern oder Geburtshilfe leisten. Dabei müssen die Unterbringung und Verpflegung sichergestellt sein (Simon, 2017, S. 211). Bei den Krankenhäusern wird noch unterschieden zwischen Einrichtungen der Grund- und Regelversorgung, welche die flächendeckende Behandlung mit Abteilungen wie Chirurgie, Innere Medizin, Gynäkologie, Geburtshilfe, Hals-Nasen-Ohren- oder Augenheilkunde gewährleisten. Eine überregionale Versorgung wird durch Schwerpunktkrankenhäuser sichergestellt. Diese halten bis zu zehn Fachabteilungen vor und bieten oftmals Ausbildungsstätten für Krankenpflege und Aufgaben der Ausbildung für das ärztliche Personal an. Über die Landesgrenzen hinaus sind häufig Universitätskliniken als Krankenhäuser der Maximalversorgung mit einem breiten Spektrum an Spezialisierungen für die Versorgung der Erkrankten bedeutend (Nagel, 2013, S. 154).

Bei den Rehabilitationskliniken handelt es sich um Häuser, die der Krankheitsvorsorge oder der rehabilitativen Versorgung nach einem Krankenhausaufenthalt dienen. Diese sichern z.B.

im Sinne einer Anschlussheilbehandlung den Erfolg des Krankenhausaufenthaltes. Seit einigen Jahren verwenden diese Kliniken auch den Begriff der Fachkliniken, um nicht als Kureinrichtung eingestuft zu werden (Preusker, 2016, S. 59-60). Für die Entscheidung, in welches Krankenhaus ein Patient oder eine Patientin geht ist erheblich vom einweisenden ärztlichen Personal abhängig. Dabei ist für die niedergelassenen Ärzte von erheblicher Bedeutung, ob in absehbarer Frist mit einer hohen Qualität die Erkrankten versorgt werden und auch eine effektive Betreuung nach dem Krankenhausaufenthalt sichergestellt werden kann (Sobhani, 2013, S. 99). Im nächsten Abschnitt wird daher die HzV näher beleuchtet.

3 Die Hausarztzentrierte Versorgung

Mit der Gesundheitsreform 2007 fanden zum 01.04.2009 einige Neuerungen im Gesundheitssystem statt. Seit dem besteht für die GKV die gesetzliche Pflicht, ihren Versicherten eine HzV anzubieten. Die Teilnahme an diesem Angebot ist für die Patienten freiwillig. Um jedoch einen Hausarzttarif anbieten zu können, müssen die Krankenkassen einen Versorgungsvertrag mit einem regionalen Hausärzteverband abschließen. Bei diesem Wahltarif verpflichtet sich der Versicherte im Falle einer Erkrankung zuerst den Hausarzt aufzusuchen (Nagel et al, 2017, S. 16). Ausnahmen bilden dabei lediglich die Notfälle sowie die Frauen- und Augenheilkunde. Von den im Jahre 2019 aktuell rund 73 Millionen GKV-Versicherten (Statista, 2019) nehmen rund 5,4 Millionen und 17000 Hausärzte an der HzV teil (Deutscher Hausärzteverband, 2020). Anhand des Vertrages der AOK Rheinland/Hamburg mit dem Hausärzteverband Nordrhein e.V. soll dieser nun näher betrachtet werden.

3.1 Der Vertrag der Hausarztzentrierten Versorgung

Entscheidet sich ein Versicherter für das Modell der HzV soll ihn der Hausarzt durch das Gesundheitssystem führen. Er soll dadurch nicht nur besser versorgt werden, sondern durch Vermeidung unnötiger Facharzttermine oder Klinikbesuche sollen überflüssige Behandlungskosten eingespart werden (Schnitzer, Balke, Walter, Litschel & Kuhlmey, 2011, S. 942-950). Des Weiteren sollten weniger Medikamente verschrieben und dadurch die Wechselwirkungen von Arzneimitteln vermieden werden. Die Arzneikosten werden sich dadurch verringern. Ein Vorteil, welcher den Erkrankten zusätzlich versprochen wird, ist die Verringerung der Wartezeit und das Angebot von Terminen außerhalb der Sprechstunde. Der gewählte Hausarzt muss über gewisse Qualifikationen verfügen, wozu u.a. die Teilnahme an Fortbildungsseminaren zählt. Des Weiteren hat er die Aufgabe den Überblick über den gesamten Krankheits- und Behandlungsweg der Erkrankten zu behalten. Er soll beraten und hat eine gewisse Lotsenfunktion die als „Gatekeeper" zu verstehen ist. Zudem müssen die Krankenkassen sicherstellen, dass die Behandlung durch die Hausärzte nach spezifischen Leitlinien erfolgt und ein Qualitätsmanagement eingeführt wird (Lübeck et al, 2015, S. 360-366).

Der Vertrag zur Durchführung einer HzV gemäß § 73b Abs. 4 S. 1 SGB V der AOK Rheinland/Hamburg wurde mit dem Hausärzteverband Nordrhein e. V. und der Hausärztlichen Vertragsgemeinschaft AG, als Erfüllungsgehilfe des Hausärzteverbandes, geschlossen. Wesentliche Eckpunkte des HzV-Vertrages vom 06.03.2015 sind in der Fassung der 2. Änderungsvereinbarung, Stand 01.10.2019, vereinbart.

Danach sind insbesondere die gegenüber den Erkrankten und der Solidargemeinschaft angemessene Stufendiagnostik und Therapie von Fachspezialisten geregelt. Durch die Bindung der Versicherten an einen bestimmten Hausarzt wird eine Filter- und Steuerfunktion ausgeübt. Eine weitere Regelung ist die Betreuung der Familie sowie der sozialen Gemeinschaft, u. a. auch durch Hausbesuche. Dabei soll zudem die Gesundheitsbildungsfunktion mit einer Gesundheitsberatung und -förderung für den Einzelnen wie auch im sozialen Umfeld erfolgen. Eine der wichtigsten Vereinbarungen ist die Koordinations- und Integrationsfunktion. Dabei werden die Erkrankten durch eine gezielte Zuweisung zu den Spezialisten mit Koordinierung zwischen den Stakeholdern der Versorgungsebenen geführt. Abschließend werden die Ergebnisse zusammengeführt und bewertet sowie kontinuierlich dokumentiert. Dazu zählt auch die Vermittlung von Hilfe und Pflege in seinem Umfeld (AOK, 2019, S. 3).

Bereits bei Abgabe der Teilnahmeerklärung des Hausarztes ist dieser gegenüber der AOK Rheinland/Hamburg und dem Hausärzteverband u.a. verpflichtet eine apparative Mindestausstattung, wie Langzeitblutdruckmessung, Langzeit-EKG oder Sonografie vorzuhalten. Eine entsprechende Nutzung einer Vertragssoftware und Ausstattung mit einem Faxgerät sowie einem Chipkartenlesegerät sind ebenfalls verpflichtend. Im Rahmen der Fortbildungspflicht sind u.a. Weiterbildungen in der psychosomatischen Grundversorgung, Palliativmedizin, allgemeinen Schmerztherapie, Onkologie und psychischen Erkrankungen geregelt. An Serviceangeboten für die Versicherten der AOK Rheinland/Hamburg sollte neben der werktäglichen Sprechstunde auch eine Sprechstunde am Abend bis 20 Uhr oder eine Frühsprechstunde ab 07.00 Uhr angeboten werden. Alternativ soll auch eine Terminsprechstunde am Samstag möglich sein und die telefonische Erreichbarkeit auch außerhalb der Sprechstunde garantiert werden. Neben der aktiven zeitnahen Vermittlung von notwendigen Facharztterminen und stationären Aufnahmeterminen sollten ambulante Operationen unter gezielter Nutzung der Versorgungsstrukturen gefördert werden. Die Lotsenfunktion zur Vermeidung von Doppeluntersuchungen ist ebenso vereinbart, wie die Vornahme einer wirtschaftlichen, rationalen Pharmakotherapie durch bevorzugte Verordnung von Arzneimitteln der Vertragspartner der AOK

Rheinland/Hamburg sowie von Generika aus dem unteren Preissegment. Die Motivation der chronisch Erkrankten zur aktiven Teilnahme an DMP ist ebenso vorgesehen wie die nachhaltige Motivation der Versicherten zu einer gesundheitsbewussten Lebensführung. Mit der Teilnahme an der HzV der AOK Rheinland/Hamburg ist eine weitere Teilnahme an einem hausarztzentrierten Versorgungsvertrag einer anderen Krankenkasse nur mit deren Zustimmung möglich. Allerdings ist extra erwähnt, dass der Vertrag mit der AOK Rheinland/Hamburg Grundlage für weitere besondere Versorgungsformen, wie die integrierte Versorgung, sein kann. Doppelvergütungen sind allerdings ausgeschlossen. Durch die Verzahnung dieser verschiedenen Versorgungsformen wird jedoch angestrebt die medizinische Versorgung zu verbessern (AOK, 2019, S. 6-14). Eine Besonderheit sieht auch die HzV-Vergütung vor, wonach die Krankenkasse drei monatliche Abschlagszahlungen pro Quartal für die in dem jeweiligen Abrechnungsquartal eingeschriebenen HzV-Versicherten leistet (AOK, 2019, S. 22-23). Beschäftigt der Hausarzt mindestens eine Medizinische Fachangestellte mit der Qualifikation „Versorgungsassistentin in der Hausarztpraxis" (VERAH) können zusätzliche Einzelleistungen abgerechnet werden. Welche Voraussetzungen hierzu vorliegen müssen, wird im nächsten Abschnitt näher betrachtet.

3.2 VERAH-Leistungen

Die Beschäftigung einer VERAH im Rahmen der HzV der AOK Rheinland/Hamburg hat für die beteiligte Praxis den Vorteil, dass besondere Leistungen zusätzlich abgerechnet werden können. Dabei handelt es sich hauptsächlich um die Betreuung chronisch kranker Patienten oder Palliativpatienten. Die VERAH werden aufgrund ärztlicher Anordnung tätig und betreuen den Patientenkreis durch ein interdisziplinäres, niederschwelliges, patientenorientiertes Case-Management zur Koordination und Kommunikation. Zudem unterstützen Sie den Hausarzt bei der Erstellung individueller Versorgungspläne und entlasten den Arzt durch Beurteilung und Dokumentation der chronischen Wunden und führen in Abstimmung die Behandlung selber durch. Hausbesuche werden selbständig durchgeführt und dabei der Hausarzt bei Therapie- und Präventionsmaßnahmen unterstützt. Die eingesetzten VERAH bilden vor allem eine Schnittstelle zwischen den einzelnen Stakeholdern, wie z. B. Arzt, Patient, ambulante Pflegedienste, Sanitätshäuser, Fachärzte, Krankenhäuser und Patientenselbsthilfegruppen. Ziel ist es dadurch die Effizienz des Praxismanagements zu optimieren (Günther, Bader, Erlenberg, Hagl, Schirrmacher & Schuster, 2019, S. 21-30). Welche Auswirkungen die HzV auf die Effizienz in der Versorgung hat wird nun im nächsten Kapitel näher beleuchtet.

4 Auswirkungen der HzV auf die Effizienz der Versorgung

Im Hinblick auf die Effizienz in der Versorgung werden die ökonomischen Aspekte näher betrachtet. In einer ersten Studie des Institutes für angewandte Qualitätsförderung und Forschung im Gesundheitswesen wurde bereits für den Zeitraum von 2005 – 2008 eine Evaluation von fünf Ersatzkassen-HzV durchgeführt. Dabei konnte festgestellt werden, dass sich die Gesamtkosten (Krankenhaus- und Arzneimittelkosten, Kosten für Heil- und Hilfsmittel sowie für die häusliche Krankenpflege) je Versicherten der HzV negativ entwickelt haben. Gleiches gilt für die Zahl der Arbeitsunfähigkeitstage. Bei der Zahl der verschiedenen konsultierten Facharztpraxen je Versicherten konnte kein langfristiger Erfolg beschrieben werden. Positiv wirkte sich hingegen die Teilnahme an Vorsorgeuntersuchungen der Gruppe ab 35 Jahren aus. Durch die Steuerungsfunktion des an der HzV teilnehmenden Personals als zentrale Anlaufstelle im Gesundheitswesen sollte der Anteil der Erkrankten mit Polymedikation verringert werden. Hier zeigte sich, dass im Jahr der Einschreibung sich der Anteil zunächst erhöhte, aber in den folgenden Jahren positiv zurückbildete. Allerdings galt dies nicht für die Gruppe der über 65-jährigen (Aqua-Institut, 2011).

Bei einer weiteren Evaluation für die Jahre 2008 bis 2012 wird zunächst die intensivere Patientenbetreuung als eine nachhaltig bessere Versorgungssteuerung beschrieben. In dieser Evaluation der HZV in Baden-Württemberg wurden für die chronisch Erkrankten intensivere Hausarztkontakte bescheinigt. Daraus folgte, dass deutlich mehr Patienten nur mit Überweisung zum Facharzt vermittelt wurden. Vermeidbare Krankenhauseinweisungen haben sich ebenfalls in diesem Zeitraum reduziert. Zudem betrachteten die Hausärzte die Arbeitsbedingungen als angenehmer und die Entlastung des ärztlichen Personals durch die VERAH sorgte für Akzeptanz bei den Patienten (Gerlach & Szecsenyi, 2016, S. 5).

Eine Evaluation der HzV in Deutschland anhand von Routinedaten der AOK/Rheinland/Hamburg für die Jahre 2011 bis 2013 kommt im Hinblick auf die Betreuungsintensität und Facharztkontakten zu dem gleichen Ergebnis. In dieser Studie waren allerdings die durchschnittlichen Kosten der HzV-Teilnehmer und Teilnehmerinnen höher. Gleichzeitig konnte allerdings eine geringere Kostensteigerung bei der HzV-Gruppe im ambulanten und stationären Bereich festgestellt werden. Hinsichtlich einer höheren Impfrate und der sinkenden Krankenhausverweildauer lässt sich zudem auf Vorteile in der Qualität der HzV schließen (Klora, Zeidler, May, Raabe, & Graf von der Schulenburg (2017, S. 26 – 29).

In einer weiteren wissenschaftlichen Untersuchung wurde für die HzV in Baden-Württemberg der Zeitraum von 2011 bis 2014 beobachtet. Die Evaluation erfolgte dabei anhand von Routinedaten der AOK Baden-Württemberg. Dabei wurden im Hinblick auf Alter, Geschlecht, Begleiterkrankungen etc. vergleichbare Patientengruppen (Nicht-HzV und HzV) gebildet. Es wurde festgestellt, dass die an der HzV teilnehmenden Erkrankten durchschnittlich drei Arztbesuche mehr aufwiesen, was für eine intensivere Betreuung spricht. Des Weiteren ist bei den an der HzV teilnehmenden Erkrankten zu erkennen, dass weniger unkoordinierte Facharztkontakte gleichbleibend erfolgten, während in der Regelversorgung nach Abschaffung der Praxisgebühr im Jahr 2013 der Unterschied zu 2014 von 30,5 Prozent auf 40 Prozent anstieg. Dies bedeutet im Umkehrschluss, dass die Koordination des Hausarztes als Lotse in der Grundversorgung geschwächt wurde. Die Lotsenfunktion in der Gruppe der HzV verbesserte sich allerdings leicht (Gerlach & Szecsenyi, 2016, S. 9).

Im stationären Sektor wurden die vermeidbaren Krankenhauseinweisungen für bestimmte Krankheitsbilder untersucht, welche anstelle einer adäquaten ambulanten Versorgung nur ausnahmsweise einer stationären Behandlung bedürfen. Auch hier konnte die Gruppe der HzV einen um ein Prozent besseren Wert erzielen. Dabei hat sich sowohl die durchschnittliche Anzahl der Einweisungen als auch der Tage im Krankenhaus pro eingewiesenen Erkrankten jährlich verringert. Da sich auch die durchschnittliche Anzahl der Wiedereinweisungen pro 100 Erkrankte innerhalb von vier Wochen reduzierte, minimierten sich die stationären Kosten pro eingewiesenen Versicherten per Saldo zugunsten der HzV in 2011. Das bedeutet eine Verbesserung von 3,4 % auf 7,8 %. Eine positive Änderung in dem betrachteten Zeitraum lässt sich spürbar bei der Verringerung der Anzahl der Einweisungen von Erkrankten mit kardiovaskulärer Hauptdiagnose erkennen. Durch eine gute ambulante Versorgung in Kooperation mit dem Kardiologen lässt sich die Anzahl der Einweisungen verringern. Zwar gilt dies auch für die Gruppe der Nicht-HzV, jedoch vergrößert sich der Qualitätsvorsprung über den beobachteten Zeitverlauf. Gleiches gilt auch für die Verordnung potentiell in adäquater Medikation bei Patienten ab 65 Jahren. Allerdings ist hier das Ausmaß nur geringfügig zu beobachten. Ebenso hat sich das Risiko der Krankenhauseinweisung mit einer diabetesbezogenen Hauptdiagnose und die Verordnung von ACE-Hemmern/AT1-Blockern bei Herzinsuffizienz im Unterschied zur Regelversorgung in der HzV nicht vergrößert (Gerlach & Szecsenyi, 2016, S. 10-13).

Bei der Untersuchung der Zusammenarbeit der Hausärzte und den Gastroenterologen konnte im Hinblick auf die Diagnose „chronisch entzündliche Darmerkrankung" ein geringerer Anteil an Einweisungen sowie an Operationen am Verdauungstrakt festgestellt werden. Der Vorteil für die Gruppe HzV wird in der intensiveren Betreuung der Patienten bei der Ernährung und der medikamentösen Therapie sowie dem rechtzeitigen Erkennen von Komplikationen gesehen (Gerlach & Szecsenyi, 2016, S. 14).

Eine weitere Untersuchung betraf die Unterstützung der VERAH in der HzV. Dabei wurde in drei Phasen von 2013 – 2016 sowohl eine Tätigkeitsanalyse von VERAH mit Protokollen von Patientenkontakten als auch eine Patientenbefragung durchgeführt, um die Auswirkungen der

Betreuung zu analysieren. Des Weiteren erfolgte eine qualitative Befragung von VERAH und Ärzten, um Hinweise für hemmende und förderliche Faktoren bei der Umsetzung zu identifizieren. Dabei gaben 64 Prozent der Ärzte an, dass sich die Zahl der Hausbesuche verringert habe, während die Ärzte ohne VERAH keine Veränderung wahrgenommen haben. Bei der Belastung in der Patientenversorgung gaben 75 Prozent der HzV-Ärzte mit VERAH an, dass sich diese insgesamt verringert habe, während bei den Ärzten ohne VERAH die Belastung nur bei acht Prozent abgenommen habe. Die häufigste Entlastung wurde in der Übernahme der Hausbesuche aber auch in der Filterfunktion in der Praxis gesehen. Dabei sind VERAH erste Ansprechpartnerinnen zur Abklärung von medizinischen Notwendigkeiten (Gerlach & Szecsenyi, 2016, S. 25-26).

Die befragten Patienten berichten, dass bereits zwölf Prozent der VERAH-betreuten den Hausbesuch und nicht der Hausarzt absolviert haben. Bei den nicht-VERAH-betreuten waren dies lediglich 5 Prozent. Dabei können sich die 57 Prozent der Erkrankten vorstellen, dass der Hausarzt nur noch in Notfällen den Hausbesuch übernimmt. Gleiches gilt allerdings auch für die Erkrankten ohne VERAH-Betreuung (Gerlach & Szecsenyi, 2016, S. 27). Insgesamt berichten bereits in der Evaluation der AOK Rheinland/Hamburg die chronisch Erkrankten über eine bessere Betreuung, Beratung und Entlastung durch die VERAH (Klora et al, 2017, S. 28).

Der Sachverständigenrat zur Begutachtung der Entwicklung im Gesundheitswesen erwähnt in seinem Gutachten aus 2018 noch eine Studie der AOK Plus in Thüringen, die (noch) keine signifikante Einsparung in den Gesamtkosten nachgewiesen hat. Allerdings ist hier anzumerken, dass die HzV-Gruppe deutlich älter als die der Nichtteilnehmer war. Zudem war mit 17,7 % eine höhere Einschreibung in DMP zu verzeichnen. Dies könnte den erhöhten Betreuungsaufwand mit den damit verbundenen Kosten begründen (SVR, 2018, S. 439). Insgesamt empfiehlt der Sachverständigenrat die HzV auszuweiten, da es zu einer effizienten und effektiven Versorgung der Erkrankten im Facharztsektor beiträgt, wenn diese von ihrem Hausarzt koordiniert und gezielt überwiesen werden (SVR, 2018, S. 775).

5   Fazit

Im Rahmen dieser Hausarbeit sollte die Frage untersucht werden, ob es durch die HzV zu einer effektiveren Zusammenarbeit der Stakeholder im ambulanten und stationären Bereich kommen kann und dadurch die Qualität der Versorgung angehoben wird. Hierbei wurde zunächst die Versorgungsstruktur mit dem ambulanten und stationären Sektor in Deutschland vorgestellt. Ein besonderes Augenmerk wurde im Anschluss auf die HzV am Beispiel der AOK Rheinland/Hamburg sowohl auf die vertragliche Gestaltung, als auch die Möglichkeit der VERAH-Leistungen gelegt. Im Anschluss wurden die Auswirkungen der HzV im Hinblick auf ihre Effizienz in der Versorgung anhand von diversen Evaluationen untersucht.

Dabei wurde festgestellt, dass zu Beginn zunächst ein höherer Kostenanstieg und eine höhere Überweisungsrate zu Fachärzten und Krankenhäusern zu verzeichnen war. Zudem stiegen die Arzneimittelkosten an. Positiv zu werten ist allerdings der Anstieg der Verordnung von Generika und die zunehmende Teilnahme an Vorsorgeuntersuchungen der über 35-jährigen. Dadurch ist auf Dauer mit einer Kostenreduktion zu rechnen (Aqua-Institut, 2011). Vorteilhaft hat sich auch die Patientenzufriedenheit durch die intensivere Betreuung entwickelt. Dazu zählen auch die Verkürzung von Wartezeiten durch frühmorgendliche- oder abendliche Sprechstunden.

Ein wesentlicher Vorteil wurde zudem in der Reduzierung von vermeidbaren Krankenhauseinweisungen gesehen. Außerdem betrachten die Hausärzte die Arbeitsbedingungen als angenehmer und die Entlastung des ärztlichen Personals durch die VERAH sorgte insbesondere bei den chronisch Erkrankten für Akzeptanz (Gerlach & Szecsenyi, 2016, S. 5).

Beispielhaft konnte aufgezeigt werden, dass eine spürbare Verringerung der stationären Einweisungen durch eine gute ambulante Versorgung in Kooperation mit dem Kardiologen erreicht werden konnte. Gleiches war in der Zusammenarbeit mit den Gastroenterologen durch eine intensivere Betreuung festzustellen.

Insgesamt ist im Hinblick auf die Forschungsfrage von einer effektiveren Zusammenarbeit der Stakeholder im ambulanten und stationären Sektor durch die HzV auszugehen. Die diversen Beispiele zeigen zudem auf, dass in der langfristigen Anwendung die Versorgungsqualität angehoben wird. Der Empfehlung des Sachverständigenrates das Angebot der HzV bundesweit auszuweiten, kann daher gefolgt werden (SVR, 2018, S. 775). Auf Grund der derzeit zwar stetig steigenden Zahl der Teilnehmenden an der HzV, aber insgesamt noch zu geringen Anzahl, sollten für eine höhere Attraktivität jedoch die Anreize verbessert werden.

Literaturverzeichnis

AOK Rheinland/Hamburg – *Die Gesundheitskasse, (2019). Vertrag zur Durchführung einer Hausarztzentrierten Versorgung gemäß § 73b Abs. 4 S. 1 SGB V,* verfügbar unter: https://www.hausaerzteverband.de/fileadmin/user_up-load/2018_05_25_AOK_RH_HH_HzV-Vertrag_final.pdf (04.02.2020)

Aqua-Institut, (2011). *Evaluation von fünf Ersatzkassen-Hausarztverträgen auf Grundlage des § 73b SGB V,* verfügbar unter: https://www.aqua-institut.de/fileadmin/aqua_de/Pro-jekte/317_Evaluation_HZV/HzV-Evaluation.pdf (04.02.2020)

Borgetto, B. & Kälble, K., (2007). *Medizinsoziologie. Sozialer Wandel, Krankheit, Gesundheit und das Gesundheitssystem,* Weinheim und München: Juventa Verlag

Busse, R., Blümel, M. & Spranger, A., (2017). *Das deutsche Gesundheitssystem. Akteure, Daten, Analysen, 2. Auflage,* Berlin: MWV Medizinisch Wissenschaftliche Verlagsgesell-schaft mbH & Co. KG

Deutscher Hausärzteverband, (2020). *Hausarztverträge,* verfügbar unter: https://www.haus-aerzteverband.de/themen/hausarztvertraege.html (04.02.2020)

Gerlach, F. & Szecsenyi, J., (2016). Evaluation der Hausarztzentrierten Versorgung (HZV) in Baden-Württemberg – Zusammenfassung der Ergebnisse – Ausgabe 2016, verfügbar unter: http://neueversorgung.de/images/PDF/Evaluation_2016/HZV_Evaluation_Broschuere.pdf (04.02.2020)

Günther, H.-J., Bader, C., Erlenberg, R. M., Hagl, C., Schirrmacher, B. & Schuster, A., (2019). Von AGnES bis PA – Arztassistentenberufe in Deutschland: Wer hat noch den Überblick? *MMW – Fortschritte der Medizin,* 2019, 161 (S7), S. 21-30

Klora, M., Zeidler, J., May, M., Raabe, N. & Graf von der Schulenburg, J., (2017). Evaluation der hausarztzentrierten Versorgung in Deutschland anhand von GKV-Routinedaten der AOK Rheinland/Hamburg

Lübeck, R., Beyer, M. & Gerlach, F., (2015). Rationale und Stand der hausarztzentrierten Ver-sorgung in Deutschland. *Bundesgesundheitsblatt – Gesundheitsforschung – Gesundheits-schutz,* 4-5/2015, S. 360-366

Nagel, E., (2013). *Das Gesundheitswesen in Deutschland. Struktur, Leistungen, Weiterent-wicklung, 5. Auflage,* Köln: Deutscher Ärzte-Verlag GmbH

Nagel, E., Neukirch, B., Schmid, A. & Schulte, G., (2017). *Wege zu einer effektiven und effi-zienten Zusammenarbeit in der ambulanten und stationären Versorgung in Deutschland,* ver-fügbar unter: https://www.zi.de/fileadmin/images/content/Gutachten/Zi-Gutachten_ambu-lant_vor_station%C3%A4r_Mai_2017.pdf (04.02.2020)

Preusker, U., (2016). *Das deutsche Gesundheitswesen in 100 Stichworten, 2. Auflage,* Hei-delberg: medhochzwei Verlag GmbH

Rebscher, H. & Kaufmann, S., (2013). *Versorgungsmanagement in Gesundheitssystemen, Band 5,* Heidelberg: medhochzwei Verlag GmbH

Roski, R., (2009). *Zielgruppengerechte Gesundheitskommunikation. Akteure – Audience Seg-mentation – Anwendungsfelder,* Wiesbaden: VS Verlag für Sozialwissenschaften

Sachverständigenrat zur Begutachtung der Entwicklung im Gesundheitswesen, (SVR), (2014). *Bedarfsgerechte Steuerung der Gesundheitsversorgung, Gutachten 2018,* verfügbar unter: https://www.svr-gesundheit.de/fileadmin/user_upload/Gutachten/2018/SVR-Gutach-ten_2018_WEBSEITE.pdf (04.02.2020)

Schnitzer, S., Balke, K., Walter, A., Litschel, A. & Kuhlmey, A., (2011). Führt das Hausarztmodell zu mehr Gleichheit im Gesundheitssystem? *Bundesgesundheitsblatt – Gesundheitsforschung – Gesundheitsschutz*, 2011, 54, S. 942-950

Simon, M., (2017). *Das Gesundheitssystem in Deutschland. Eine Einführung in Struktur und Funktionsweise, 6. Auflage*, Bern: Hogrefe Verlag

Sobhani, B., (2013). *Strategisches Management. Zukunftssicherung für Krankenhaus und Gesundheitsunternehmen, 2. Auflage*, Berlin: MWV Medizinisch Wissenschaftliche Verlagsgesellschaft mbH & Co.KG

Statista, (2019). *Anzahl der Mitglieder und Versicherten der gesetzlichen und privaten Krankenversicherung in den Jahren 2013 bis 2019*, verfügbar unter: https://de.statista.com/statistik/daten/studie/155823/umfrage/gkv-pkv-mitglieder-und-versichertenzahl-im-vergleich/ (04.02.2020)

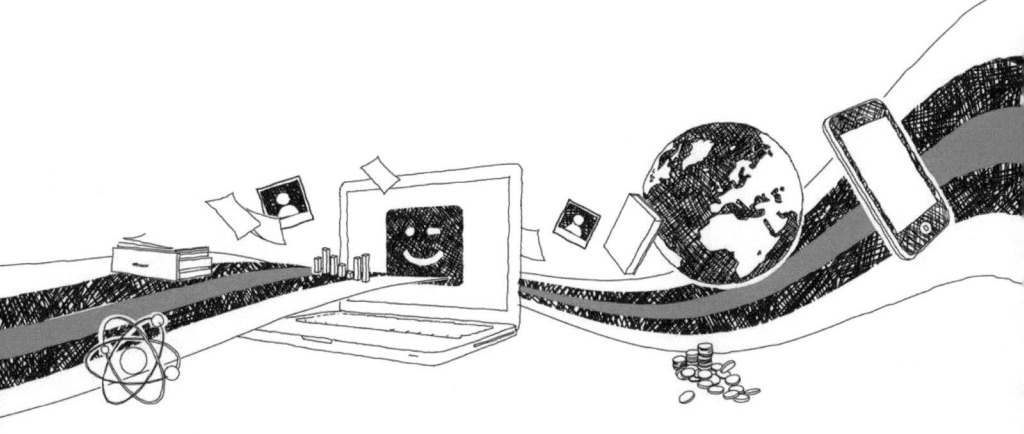
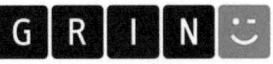